AF318465

LES TROIS DERNIÈRES

ÉPIDÉMIES DE PESTE

DU CAUCASE

CHRONOLOGIE — GÉOGRAPHIE — PROPHYLAXIE

PAR

J.-D. THOLOZAN

CORRESPONDANT DE L'ACADÉMIE DES SCIENCES

PARIS

G. MASSON, ÉDITEUR

LIBRAIRE DE L'ACADÉMIE DE MÉDECINE

120, BOULEVARD SAINT-GERMAIN, 120

1879

LES TROIS DERNIÈRES

ÉPIDÉMIES DE PESTE

DU CAUCASE

PARIS

TYPOGRAPHIE GEORGES CHAMEROT

19, rue des Saints-Pères, 19

LES TROIS DERNIÈRES

ÉPIDÉMIES DE PESTE

DU CAUCASE

CHRONOLOGIE — GÉOGRAPHIE — PROPHYLAXIE

PAR

J.-D. THOLOZAN

CORRESPONDANT DE L'ACADÉMIE DES SCIENCES

PARIS

G. MASSON, ÉDITEUR

LIBRAIRE DE L'ACADÉMIE DE MÉDECINE

120, BOULEVARD SAINT-GERMAIN 120

1879

A

MONSIEUR LE BARON LARREY

MEMBRE DE L'INSTITUT

Si malgré vingt années de séjour en Orient j'ai gardé tout entière l'individualité et la nationalité de ma pensée, je le dois en grande partie à votre active amitié qui m'a toujours soutenu et encouragé dans l'éloignement. En signe d'attachement et de reconnaissance je vous dédie cet opuscule.

THOLOZAN.

LES TROIS DERNIÈRES

ÉPIDÉMIES DE PESTE

DU CAUCASE

CHRONOLOGIE — GÉOGRAPHIE — PROPHYLAXIE

INTRODUCTION

Tout ce qui se rapporte à l'histoire des épidémies
de peste est aujourd'hui nécessairement à l'ordre du
jour. Le fléau étant le même symptomatologiquement
et dans son mode d'évolution, ses causes sont sans
doute identiques à celles des temps passés, et son trai-
tement médical et sa prophylaxie doivent être probablement encore soumis aux mêmes incertitudes et aux
mêmes divergences d'opinion que celles dont l'histoire
nous a gardé le souvenir. En attendant les découvertes
que promet, dit-on, le microscope et en leur faisant à
l'avance une grande place dans les études zoïmologi-
ques, la saine et prudente raison indique assez, il me
semble, qu'il ne faut pas faire table rase des documents

anciens, mais au contraire, les rassembler, les coordon-
ner et les discuter. Je me suis appliqué à cette étude
depuis une douzaine d'années, autant que me l'ont permis les rares loisirs de ma position. J'avais compris,
en 1867, que la peste nous menaçait de nouveau de
ses ravages (1); aussi me suis-je attaché depuis lors
à étudier l'histoire ancienne et moderne du fléau (2).
Aujourd'hui je voudrais entretenir le lecteur d'une question qui ne manque pas d'intérêt, bien qu'elle ne se
rapporte pas au temps immédiatement actuel. On n'a-
vait aucune donnée positive sur les épidémies de peste
au Caucase, quand j'ai publié, en 1875, d'après les rapports officiels russes (*Acti archéographitchkie Cafcaza*),
un grand nombre de faits relatifs à cette question. Ma
relation s'est arrêtée, à cette époque, en 1818. Des
documents nouveaux de différente source me permettent maintenant de poursuivre ce compte-rendu

(1) *Une épidémie de peste en Mésopotamie en* 1867. Paris, 1869,
page 73 et *passim*.

(2) J'ai fait voir d'abord qu'après une disparition de trente-deux ans
c'était bien la peste, et non une maladie nouvelle, comme l'avait laissé supposer le conseil de santé de Constantinople, qui avait reparu en Mésopotamie en 1867. J'ai signalé ensuite le premier au public médical l'épidémie
du Kurdistan persan en 1871 (*Gazette médicale de Paris*). En 1873, j'ai
fait voir que la peste pouvait se développer à toutes les altitudes, contrai-
rement à l'opinion régnante depuis le célèbre rapport de Prus, qui ne
reconnaissait que trois foyers principaux de peste : l'Égypte, Constantinople, la Syrie (*Comptes-rendus de l'Académie des Sciences*). Dans les
années 1874 et 1875, j'ai publié, en trois monographies, *l'Histoire de la
peste en Perse, en Mésopotamie et au Caucase, en Arménie et en Anatolie.*
Enfin, en 1874-75-76-77, j'ai mis sous les yeux des savants spéciaux le
résumé des épidémies de peste qui se sont déclarées successivement en
Mésopotamie, en Arabie, dans la Cyrénaïque et en Perse. (*Comptes-
rendus de l'Académie des sciences.*)

jusqu'en 1843, date de l'extinction de la peste dans cette
région. On aura ainsi une période de quarante-cinq
années dans laquelle il sera possible d'indiquer d'une
manière positive l'époque et les lieux où la maladie se
montra et disparut après une durée plus ou moins
longue. Cela permettra de comparer le fléau à lui-même
à différentes périodes de ce laps de temps d'un demi-
siècle, de voir son allure tour à tour envahissante et
décroissante, et son retrait, d'abord progressif, puis défi-
nitif.

L'histoire des épidémies de peste, dans notre siècle
même, est si peu connue qu'il est nécessaire de réunir à
ce sujet tous les documents qui existent, afin de bien
déterminer les caractères véritables d'un fléau qu'il serait si important de connaître dans ses modes divers de
manifestation en attendant qu'on puisse, s'il y a lieu, en
pénétrer la nature. Avec les hypothèses issues du système exclusif d'une contagion grossière, on a, de propos
délibéré, obscurci pendant longtemps un problème qui
demandait à être étudié sans idée préconçue et à la seule
lumière des faits historiques. En voulant rattacher la
disparition de la peste, après 1844, aux mesures restrictives et hygiéniques décrétées par les administrations
de la Turquie et de l'Égypte, on a forcé la signification
des faits, et on les a en quelque sorte dénaturés. J'au-
rais le désir de faire voir dans ce travail que les mêmes
mesures sanitaires, dont le commencement d'exécution
ne remonte pas en Turquie à une époque antérieure
à 1839, furent appliquées, depuis le commencement de

ce siècle, avec une rigueur et une persistance exemplaires dans le Caucase. Ceux qui compareront, comme je l'ai fait, les données épidémiques de cette période aux moyens prophylactiques employés ne pourront s'empêcher de mettre en doute l'efficacité et la valeur pratique de ces derniers. La seule manière d'apprécier leur mode d'action, soit pour anéantir, soit pour arrêter ou amoindrir les épidémies, ne consiste-t-elle pas à mettre en regard des précautions prises les résultats obtenus? Jusqu'ici, il faut le dire, on n'a pas voulu faire cette vérification. On est tellement persuadé de la valeur des moyens employés que toute idée d'enquête ressemblera, je le crains, à un commencement d'hérésie. Mais enfin la contagion de la peste n'est pas un fait tellement connu et arrêté qu'il n'y ait pas lieu de faire de nouvelles investigations à ce propos, et de chercher à déterminer, par exemple, ses degrés et son activité suivant les temps et les lieux. A-t-elle toujours la même force? Le fléau a-t-il, à toutes les époques, le même pouvoir d'expansion? Les épidémies de peste n'ont-elles pas, comme toutes les maladies de ce genre, des périodes de grande propagation et des temps de retrait et de disparition spontanée, indépendants de nos moyens d'action actuels? Telles sont les questions qui s'imposent aujourd'hui au public savant.

Pour les résoudre, deux moyens se présentent : le premier et le plus simple consiste à étudier la maladie dans le pays, comme la Perse (et on pourra dire comme la Turquie d'Asie, sans crainte de se tromper beaucoup), où il n'a été possible d'employer jusqu'ici aucun moyen restrictif ou hygiénique suffisant, et d'y déterminer avec soin l'intensité des épidémies, leur durée et l'étendue de leur diffusion. La seconde voie de recherches, celle dans laquelle je voudrais faire entrer ici le lecteur, consiste, comme je viens de le dire, à mettre en regard des moyens prophylactiques appliqués,les faits épidémiques, et à les comparer pour déterminer si le remède arrête ou modifie le mal. Quels que soient les résultats de cette enquête purement scientifique, les administrations sanitaires de l'Europe décréteront de nouveau, sans doute, les prescriptions restrictives condamnées par l'expérience des temps passés. Elles agiront ainsi, pour leur propre sauvegarde et pour celle des autres peuples, avec ce but important de la préservation des grandes épidémies. Mais les savants seront prévenus que ces moyens n'ont pas, dans la plupart des cas, l'efficacité qu'on en attend. L'étude des faits passés leur aura, en effet, appris que, de même que la disparition de la peste, après sa dernière épidémie de 1840-1844, en Arménie, en Égypte et en Syrie, n'a aucunement été produite par les moyens dont disposaient alors les administrations; de même, dans le Caucase, on n'a pu saisir aucun résultat avantageux bien avéré des mesures décrétées et appliquées, avec le plus grand soin de 1802 à 1818, de 1828 à 1830 et de 1840 à 1843.

Il a été nécessaire, à ce propos, de joindre ici, aux données purement historiques et géographiques relatives aux éclosions et aux terminaisons de la peste, la re-

lation des moyens mis en usage par le conseil sanitaire
du Caucase (et publiés par ses soins, avec une grande
précision historique), dans toutes les manifestations de
peste qui ont eu lieu dans ce pays de 1804 à 1843.
On verra ainsi que la nation qui, dès l'époque de
Catherine la Grande, avait eu l'idée, comme nous l'apprend Samoïlowitz, d'envoyer des médecins sanitaires
en Orient pour étudier la peste, a été la première aussi
dans ce siècle à attaquer le fléau par le moyen des quarantaines de terre, des cordons sanitaires et de la désinfection, moyens qu'on l'a vue appliquer, avec un si
grand déploiement de précautions, il y a quelques mois
seulement, contre la peste du district de Yénotaïewsk,
près d'Astrakan.

Quand ces mesures prophylactiques coïncident avec
la disparition du fléau, on triomphe, et on ne se de-
mande pas si elles ont été prises assez à temps pour
avoir pu empêcher sa diffusion. Que si, par malheur,
elles n'ont pas réussi, on ne manque pas d'attribuer
leur insuccès à leur manque de sévérité et de prompti-
tude. Il serait à désirer que les diverses administrations
sanitaires réfléchissent bien au vice de ce mode de rai-
sonnement; qu'elles reconnussent que, si on édicte des
mesures restrictives, il faut le faire aussi près que possible du début des épidémies, et non pas à leur fin, comme cela a toujours eu lieu depuis douze ans. De plus,
avant de tirer des conclusions favorables ou défavora-
bles à telle ou telle mesure hygiénique, il faudrait bien
peser les circonstances dans lesquelles on l'a employée

et se demander ce qui serait arrivé si on ne l'avait pas
mise en usage. Il va de soi, sans aucun doute, que la
contre-épreuve directe est impossible dans ces graves
circonstances, où il s'agit de la santé de toute une nation et quelquefois de tout un continent. Mais on pourrait, sans rien risquer, avoir un peu plus sous les yeux
les exemples dont je suis loin de conseiller l'imitation,
mais dont j'ai été forcément plusieurs fois le témoin, de
la peste du Kurdistan en 1871 et en 1877, de celle de
Recht en 1877, qui ont disparu sur place sans qu'aucun
moyen restrictif ou hygiénique sérieux ait été mis, à
temps, en usage. La peste de Recht, en 1877, est le plus
frappant et le plus remarquable exemple qu'on puisse
trouver. C'est une expérience toute faite sur une
grande échelle devant des médecins officiellement nom-
més par la Russie et par la Turquie, pour l'observer.
Elle était évidemment contagieuse ou plutôt infectieuse
en ville ; mais dans aucun cas elle ne s'est répandue
dans les villages voisins, où plus de la moitié de la population avait été chercher un refuge ; bien différente,
en cela, de la peste de 1830-1831, qui envahit tout le
pays de Guilan, depuis la capitale, que nous venons de
nommer, jusqu'au plus petit village. C'était bien la peste
dans les deux cas ; c'était bien le même effroi de la population qui la portait à chercher partout un refuge.
Mais il y eut entre ces deux épidémies cette différence
que, dans la première, l'activité et la vitalité du *contage*
fut plus grande, ou bien la prédisposition des localités
à admettre l'introduction du fléau fut plus marquée.

Quelle est cette prédisposition des localités? C'est ce que l'on doit d'abord chercher à établir. Quelles sont les conditions de l'immunité ou de la non-immunité des localités contre les fléaux épidémiques? Cette importante question d'hygiène et d'étiologie contient probablement dans sa solution le principe qui résoudra, un jour, le problème complexe et presque insoluble de la contagion et de l'épidémicité.

Téhéran, 20 juin 1879.

CHAPITRE PREMIER

HISTOIRE DE LA PESTE AU CAUCASE

DE 1798 A 1818

Il y a eu trois épidémies de peste en Géorgie et dans les autres provinces du Caucase depuis le commencement de ce siècle. L'une, qui constitue une véritable endémo-épidémie, part de 1798 et se prolonge avec plusieurs alternatives de rémission et de recrudescence jusqu'en 1818. Elle se relie aux épidémies des pachalicks de Kars et d'Akhaltzik et des parties voisines de la Turquie; elle s'étend à tout le Caucase et s'avance en Russie jusqu'à Saratof. L'autre commence en 1828 et a aussi son origine en Turquie, mais elle cesse après trois ou quatre ans. Sa durée, sa gravité, son extension géographique sont beaucoup moindres que celles de la longue endémo-épidémie précédente. La troisième enfin, qui vient encore de la Turquie, est tout à fait localisée. Ces trois épidémies sont séparées l'une de l'autre par un intervalle de répit de dix ans.

En 1798, il y eut en Géorgie une grande épidémie de

peste qui se reproduisit en différents points les cinq années suivantes. Dans l'automne de 1802, on la retrouve à Tiflis (1) et au village de Kodi (2). On était à cette époque au début de la conquête; il n'y avait pas un nombre suffisant de médecins, et il n'était pas possible d'administrer les secours nécessaires ni de prendre des mesures sanitaires. Il est question déjà cependant de l'établissement des quarantaines. — Au commencement de l'été de 1803, la peste se déclare au nord de l'Imérétie; elle continue à Tiflis. Là, dans les hôpitaux militaires, elle n'avait pas d'intensité, mais elle était grave sur la population civile. On craignait un soulèvement du peuple à cause de la défense de quitter la ville. Les habitants terrifiés s'enfuyaient malgré les gardes. Les nobles arméniens ayant rappelé dans une requête que, dans les années antérieures, quand une épidémie semblable se montrait, ils étaient libres de sortir de la ville avec leur famille et de se disperser dans les campagnes, on les emprisonna. Bientôt on ne trouva plus de médicaments, tous ceux qui en vendaient s'étaient enfuis. A la fin de juillet, le comité de santé du Caucase ordonna de détruire par le feu tous les objets auxquels les malades avaient touché, à l'exception de ceux de cuir, de fer et de cuivre. Le 7 août, la peste parut à Douchet (3). On autorise enfin, à Tiflis,

---

(1) Capitale de la Géorgie, à 411 mètres d'altitude.

(2) Village à 30 kilomètres au sud-ouest de Tiflis, à 585 mètres d'altitude.

(3) A 90 kilomètres au nord de Tiflis et à 988 mètres d'altitude.

la sortie de la ville, à condition de ne pas emporter d'effets susceptibles ni suspects. On permit de brûler tous les effets des morts, à l'exception des objets de métal ou de cuir qui devaient être passés au vinaigre. On ordonna d'ensevelir les morts à une plus grande profondeur dans le sol. On établit une quarantaine à Douchet, ainsi qu'à Tiflis et à Mozdok (1).

Le 31 août, les habitants de Douchet se sont enfuis dans les montagnes et dans les forêts voisines. A Gori (2), la peste s'étant déclarée, les habitants se sont dispersés dans la montagne malgré la quarantaine et les défenses les plus sévères. Sur le personnel médical récemment arrivé à Tiflis, il est mort quatre personnes. Le 12 septembre, un ordre de Saint-Pétersbourg prescrit l'établissement de cordons sanitaires et de quarantaines rigoureuses sur la frontière de la Russie et du Caucase. En Géorgie, la venue du froid et des pluies fait espérer qu'on sera bientôt délivré du fléau. Le 14 octobre, la peste est dans les montagnes du flanc nord du Caucase, en Kabarda. On établit un cordon sanitaire qui empêche toute communication de la Russie avec ce district. A Vladè-Cafcaz, au débouché de la route du Kasbec qui conduit de la Transcaucasie en Russie (3), on dirige tous les voyageurs qui vont en Russie sur Mozdok, pour leur faire subir la quarantaine.

(1) Au nord du Caucase, sur la rive gauche du Térek, à 141 mètres d'altitude.

(2) Sur le Kour, à 150 kilomètres au nord-ouest de Tiflis, altitude 623 mètres.

(3) Vladè-Cafcaz, à 737 mètres d'altitude.

Du 17 octobre au 4 novembre, il y eut une légère recrudescence de peste, à Tiflis. Au lieu de l'attribuer aux allures naturelles du fléau ou aux variations atmosphériques, on fait observer que, malgré les ordres les plus sévères, les effets des pestiférés ne sont pas brûlés et que, au contraire, on en fait le trafic malgré toutes les peines édictées. Le 4 novembre, la peste faisait des ravages dans la ville de Télav (1) et aux environs. Dès le mois de décembre 1803, on ne parle plus de peste, les hôpitaux de pestiférés sont vides à Tiflis et dans les autres villes. Les quelques cas sporadiques qui se produisent sont soigneusement isolés.

Le 12 août 1804, le comité de santé annonce que la peste a tout à fait cessé au Caucase, le 22 décembre 1803, à Télav, le 22 novembre, à Gori, en mai 1804, aux environs de Gori, à Annanour (2) et aux environs le 15 avril, à Tiflis, en juin. Se basant sur cette disposition générale du fléau, il demanda la suppression des quarantaines en Géorgie. Il ignorait que, dès le mois de mai, *les Cosaques du Volga, qui avaient quitté Alexandrovsky* (3) *pour retourner aux environs d'Astrakan, avaient transporté la peste avec eux, dans les effets qu'ils rapportaient du Caucase.* Peu de temps après, en effet, la peste se montra près de Géorgievsk (4); mais on ne sut pas si elle vint des environs de Mozdok avec les

_____

(1) Arrondissement de Tiflis, à 737 mètres d'altitude.
(2) A 100 kilomètres au nord de Tiflis, à 711 mètres d'altitude.
(3) Sur la rive droite du Térek, vis-à-vis de Mozdok.
(4) Au nord-ouest de Mozdok, à 214 mètres d'altitude.

Cosaques, ou bien, par une autre voie, des parties montagneuses du Caucase habitées par les Tartares (1). En 1805, la peste parut de nouveau chez les Tartares, à Paulovsky (2), en juin et en juillet. En été, elle fut très grave, surtout près du fort de Constantinogorsky (3). En 1806, pour la troisième fois en trois ans, l'épidémie parut au nord du Caucase, et elle y présenta encore plus d'intensité et de développement que les années précédentes. Elle se montra à Georgievsk et aux environs, ainsi qu'à Mozdock et à Paulovodsk (4), où du 25 mai au 5 juillet elle causa cent six décès. A Mozdock, elle dura jusqu'à la fin de décembre.

Ainsi, avant d'atteindre les rives du Volga, le fléau répète trois fois ses coups sur la frontière de la Russie méridionale, qu'il dépasse même un peu ; puis, à la fin de l'année, il franchit le Kouban à l'ouest, le Téreck et la Kouma à l'est, et se montre près d'Astrakan sur les Tartares nomades et un village de Tsaref sur la rive gauche de l'Aktouba (5), entre Astrakan et Tsaritzine.

(1) Montagne de Becht ou Wecht, le Patigora des Russes.

(2) Au nord de la grande Kabarda, à 35 kilomètres de la Makal.

(3) Sur la frontière nord-ouest de la grande Kabarda, à 40 kilomètres à l'ouest de Georgievsk.

(4) Un peu à l'ouest de Mozdok.

(5) Principale branche du Volga au commencement de ce siècle ; aujourd'hui la petite ville de Tsaref en est éloignée de plusieurs kilomètres. C'est à tort que, dans mon *Histoire de la peste au Caucase, en Arménie et en Anatolie*. j'ai écrit Saref au lieu de Tsaref. Il est important de comparer la position de cette localité avec celle du district de Iénotaievsk où la peste éclata en 1879. Les deux localités appartiennent au gouvernement d'Astrakan ; la première est éloignée du chef-lieu de 513 kilomètres, la seconde de 152 seulement. La propagation de la peste en 1806 eut lieu plus à l'est et plus au nord qu'en 1879.

Il ne sera peut-être pas sans intérêt de faire remarquer ici, pour ceux qui ne voient pas dans la diffusion de la peste un effet de pure et simple contagion, que, en même temps que le fléau pénétra dans la Russie méridionale, il eut dans tout le Caucase une nouvelle recrudescence qui le porta, en 1805, au sud-est de la Transcaucasie, à Elisabethpol, sur la route de Tiflis à Makou. En novembre 1806, il régnait avec intensité dans la petite Kabarda, et s'étendait, au sud-est de cette région, dans le pays des Ingouches, dont les habitants furent obligés d'abandonner leurs villages dans la crainte du fléau.

Deux années nous séparent à peine du jour où le comité de santé de Tiflis avait demandé la suppression de toutes les quarantaines dans le Caucase, qu'on est obligé de revenir à ces mesures et d'en augmenter la rigueur. En 1807, on voit la continuation des mêmes faits épidémiques, en-deçà et au-delà du Caucase. Dès le mois de janvier, une peste grave est dans le district de Pembeck, limitrophe du pachalick de Kars, d'où on croit qu'elle fut apportée. Aussi se hâte-t-on, bien que trop tard évidemment, d'établir une quarantaine sur la frontière. Dans le premier trimestre de cette année, la peste éclate dans différentes villes du Caucase, et à la fin de mars elle existait déjà dans quatre districts et dans onze localités. A Georgievsk, il y avait eu seize maisons infectées et les habitants avaient pris la fuite. En août, la peste sévissait avec intensité sur les troupes turques d'Akhaltsik et sur les Lazes, le long du rivage sud-est de la mer Noire. Au nord du Caucase et dans la

petite Kabarda, toute une tribu de montagnards périt,
à l'exception de deux individus. Dans beaucoup de localités de la grande Kabarda, presque toute la population
disparut. Au sud du Caucase, en Géorgie, beaucoup de
localités étaient infectées, toutes les quarantaines regor-
geaient de personnes qui quittaient leur pays et leur
demeure. On punit sévèrement un médecin qui tolérait
des infractions aux règlements quarantenaires. On établit de nouvelles quarantaines à Kaïchaour, Annanour,
Misket (1). Le 16 octobre, on attribue aux quarantaines
et aux cordons sanitaires la cessation de la peste à Douchet. La peste ayant éclaté dans deux familles, près de
la forteresse de Kobi (2), on les a expulsées dans la mon-
gne. Sur la route de Géorgie il y a maintenant quatre
quarantaines, au lieu de trois, car on en a ajouté une à
Kobi. La première, à Misket, se trouve à 6 kilomètres
de Tiflis. Les trois autres s'échelonnent de là jusqu'au
versant nord du Kazbec.

Le 4 décembre 1807, la peste s'étant déclarée dans
deux villages de Géorgie, une nouvelle quarantaine est
établie de ce côté, et des mesures sont prises pour empêcher toute communication des habitants avec les Ossètes, peuple pasteur qui habite les montagnes voisines.
Des cordons sanitaires sont établis à cet effet, des fumigations sont prescrites pour le bétail. Les Ossètes étant obligés de s'approvisionner de sel à Cartalina (3), on en établit

____

(1) Kaïchaour, fort et montagne près du Kazbec. Les trois localités
ici désignées se trouvent sur la grande route de Vladé-Cafcaz à Tiflis.

(2) Forteresse sur la route précédente, à 2,000 mètres d'altitude.

(3) Ancien nom d'un district entre l'Imérétie et la Géorgie.

un dépôt à la frontière. Le résultat de ces mesures excessives ne se fait pas longtemps attendre. Le 10 décembre, le médecin de Gori écrit que les paysans ont attaqué et chassé les troupes qui formaient le cordon.

Dans cette même année, la peste se déclara à Astrakan. Haéser rapporte à l'année 1808 seulement l'invasion du gouvernement d'Astrakan (1). Nous avons vu ci-dessus qu'il faut rapporter cet évènement à la fin de 1806. Au commencement de 1808, la maladie se déclara à Saratof et aux environs. L'épidémie chemina, dit-on, d'Astrakan à Saratof, et de cette ville au Caucase. Cette invasion de la peste dans la Russie méridionale en 1806, 1807, 1808, rappelle par plusieurs traits l'invasion de 1879. Dans les deux cas, les Cosaques du Volga sont attaqués les premiers; dans les deux cas, la maladie débute dans de petites localités, au nord d'Astrakan; dans les deux cas, c'est au commencement de l'hiver que la maladie est signalée, soit à Tsaref sur les Tartares nomades en 1806, soit à Saratof en 1808, soit à Vétlianka en 1879. Dans le district de Saratof, dit Haeser, qui se plaint du manque de données détaillées, sur 100 cas il n'y eut que 10 guérisons. Un cordon sanitaire établi autour du district et d'autres mesures restrictives la firent disparaître de Saratof en août; mais déjà, en juin, elle avait cessé spontanément à Astrakan. Dans un des documents officiels du Caucase, il est dit que le point

____

(1) *Geschichte der epidemische Krankheiten.* Iena, 1865. Haeser note la coïncidence importante de la guerre, de la disette, du manque de sel; mais la disette existait-elle déjà en 1806, lors de l'invasion première?

d'origine de cette maladie fut la petite Kabarda. On ajoute
que, comme il a été impossible d'en arrêter la marche
sur Astrakan et sur Saratof, c'est dans son foyer qu'il a
fallu l'attaquer par des mesures restrictives plus parfaites et plus sévères que celles des années précédentes.
Dans ce but, on enjoint d'examiner avec soin toutes les
routes qui mènent de la petite Kabarda dans le Caucase
et d'y établir des quarantaines, de maintenir les mesures restrictives longtemps après la disparition de la maladie et de brûler tous les effets infectés. Haeser fait
cesser spontanément la peste du Caucase, comme celle
d'Astrakan, en juin 1808. Les documents officiels que
j'ai fait dépouiller attestent que, du 29 février au
7 avril 1808, la peste disparut tout à fait du Caucase;
mais ils font observer que cette épidémie avait déjà présenté plusieurs fois des rémissions complètes au milieu
desquelles il survenait quelquefois des explosions inten-
ses à une distance considérable des premiers foyers.
Ainsi on la vit enjamber en quelque sorte une distance
de 460 kilomètres, d'Ekatérinograd (1) à Oustlaba, et
de là se répandre sur les Russes et sur les Nogaïs. Une
lettre du 29 février porte que, quoique la peste se fût
introduite, en 1807, en Géorgie, des pachalicks de Kars
et d'Akhaltsik et des montagnes du Caucase, et qu'elle
se fut étendue de là jusqu'à Annanour, grâce aux mesures prises, elle disparut complètement de la Géorgie.
Le 7 avril, la correspondance officielle répète que la

(1) Sur la Malka, avant sa jonction avec le Térek, à 178 mètres
d'altitude.

peste a tout à fait disparu du Caucase et qu'elle n'existe que sur les Abases et les Nogaïs; cette correspondance ajoute que, pour faire disparaître complètement la maladie, il faut l'attaquer dans son foyer originel, dans le pays de la Kabarda et dans toutes les localités situées près des montagnes depuis la source du Kouban jusqu'à la rivière Sounja, l'un des affluents du Téreck (1). Cet espace, qui comprend les hautes vallées de la grande et de la petite Kabarda, est habité, dit-on, par des montagnards difficiles à surveiller; attirés par l'appât du vol ou du pillage, ils passent à travers les cordons sanitaires. Il faut donc augmenter encore les barrières et placer dans certains points des postes militaires. Pour empêcher toute communication du côté de la grande Kabarda, il faudrait placer ainsi trois postes militaires confiés à des officiers capables ayant sous leurs ordres de nombreux soldats et de l'artillerie, afin de traiter en ennemi toute personne qui voudrait forcer le passage.

On voit, d'après ces documents, qu'à Saint-Pétersbourg, au commencement de ce siècle, les idées étaient tout à fait les mêmes que celles de beaucoup de gouvernements européens aujourd'hui. Un laps de temps considérable de soixante-dix années, dans lesquelles tant de progrès se sont accomplis dans les différentes branches des sciences médicales et surtout dans ce qui a trait à l'hygiène publique, n'a rien pu changer à la pro-

(1) Le Kouban a sa source entre le Daman Dagh et l'Elbourz, sur le versant nord du Caucase. — La Sounja prend sa source à l'est du défilé de Darial et du Kazbec.

phylaxie des épidémies. Quand il s'agit de ces grands
fléaux qui apportent subitement la mort dans les populations, on ne réfléchit plus comme en temps ordinaire ;
on croit pouvoir les détruire par les moyens coercitifs
usuels, comme on dompterait une armée ennemie. On
en fait une maladie tout à fait différente des autres, une
maladie que l'on peut arrêter dans sa diffusion et détruire dans son foyer originel, comme si cela était chose
facile ou même faisable en toute circonstance ; on agit
comme si on en connaissait la cause palpable et maté-
rielle. L'erreur est pourtant ici bien évidente : si on voit
naître quelque part le mal chez soi, il a toujours dû venir du dehors à chaque recrudescence comme à chaque
irruption. Quand la Turquie ne peut pas être accusée
d'avoir communiqué la maladie, parce qu'elle éclate au
centre même du Caucase, la faute en est aux sauvages
habitants des montagnes les plus escarpées, aux Ossètes,
aux Ingouches, aux Nogaïes. Jamais la maladie ne peut
naître, ni même renaître chez nous, bien que l'insuccès
constant des mesures restrictives dut donner à cet
égard plus d'un doute. Les faits épidémiques que nous
avons encore à relater et les mesures prophylactiques
auxquelles ils ont donné lieu, serviront de corollaires à
ces réflexions.

En mai, la peste prend de l'extension dans le district
d'Alexandrowski (1) sur les Nogaïs ; on pense que la
maladie leur a été communiquée par les Abases, qui

____

(1) Au sud-est de Stavropol et au nord de Pétigorsk.

habitent le bord oriental de la mer Noire, et avec les-quels ils sont en communication fréquente. On propose l'émigration forcée et en masse de ces tribus. Le 16 août, la peste existe dans les villages et les campements des Abases; les médecins pensent que cette reprise de la maladie est due aux communications des Abases avec les montagnards. Il n'est pas prouvé que la maladie existe chez ces derniers, mais il faut bien la faire venir de quelque part et lui trouver chaque fois une racine exotique. On prescrit de garder les passages des montagnes; mais, avec des populations aussi peu soumises, la chose n'est pas possible. On revient alors à l'idée beaucoup plus politique que prophylactique de l'émigration des Nogaïs et des Abases.

La correspondance du 18 août apprend que, la peste ayant cessé dans le Caucase, on a rétabli les communications et on a donné de nouvelles instructions pour la surveillance de la frontière du gouvernement d'Astrakan et pour celle du pays des Cosaques du Don et de ceux de la mer Noire. On supprime en même temps le conseil de santé de Georgievsk. La persistance de la maladie sur les Abases et les Nogaïs exige, pense-t-on, l'établissement d'un cordon sur cette ligne. On étudie en même temps de nouveau la question du transport des Abases et des Nogaïs sur le Kouban. Le 18 octobre seulement, on supprime les cordons sanitaires en Géorgie; mais on continue les quarantaines et les moyens de désinfection contre les provenances de la montagne. Au commencement de 1809, et peut-être à la fin de 1808, la

peste parut à 120 kilomètres de Kizliar, du côté de l'embouchure du Térek, à Aksaï et à Kostukoff (1). On défend la grande pêche qui se fait au printemps à l'embouchure du fleuve. On empêche l'arrivée des voyageurs
à Kizliar et leur départ de là pour Astrakhan. C'est la
quatrième année que la peste paraît dans cette saison
d'hiver, sur ces terres basses qui bordent au nord-ouest
la Caspienne, et c'est la première fois que nous la voyons
si près de l'embouchure du Térek (2).

Le 10 juin, on apprend que la peste existe près de la
frontière turque. Les commandants des cordons sanitaires reçoivent de nouveau l'ordre de ne laisser passer
les habitants de la Kabarda et les autres montagnards
que sur permis et après les avoir soumis à une quarantaine. Une dépêche du 17 août fait savoir que la quarantaine de Misket (3) a été transportée tout à fait dans la
montagne, à Kobi; on blâme cette mesure qui permet
aux montagnards de communiquer avec la Géorgie. On
établit une quarantaine à Annanour, du côté des
Ossètes, et une autre à Gori, du côté de l'Imérétie. Le
4 novembre la peste a débuté à Akhaltsik (4). On main-
tient les mesures précédentes; indépendamment de la
quarantaine de Gori, on en établit une autre à Bor-

(1) Aksaï, sur la rivière de ce nom qui se jette dans le Térek vis-à-vis
Kizliar.

(2) A 65 kilomètres de la mer.

(3) Au confluent de l'Aragba et du Kour, à 16 kilomètres au-dessus
de Tiflis.

(4) Ce pachalik, comme celui de Kars, confine à la frontière ouest de
la Transcaucasie.

tchal (1); on a toujours la quarantaine de Misket et celle du Kazbec.

Un ordre du 20 janvier 1810 insiste sur la nécessité de modifier les règlements des quarantaines de la frontière turque. Certaines prescriptions, utiles en 1801, quand ces établissements furent institués, ne sont plus nécessaires actuellement; mais cela ne touche en rien aux principes défensifs, car la quarantaine est toujours en permanence. Voilà bien un ensemble de mesures restrictives telles qu'on n'en a peut-être jamais prises, dans aucun pays, de mieux combinées contre la peste. On était bien en droit d'attendre, après tant de sacrifices, que le mal ne se montrerait plus dans le Caucase et dans la Géorgie en particulier; mais il ne s'écoule pas longtemps sans que la maladie reparaisse. Elle se montre en effet au printemps à Tiflis, à Signak (2), à Gori, à Élisabethpol (3), à Télav (4), et dans la plupart des villages situés autour de ces villes. En mai, la maladie commence à perdre de l'intensité à Tiflis, Annanour, Élisabethpol, Gori, Télav, Signak, Bortschal et aux environs. Sur la population civile il y eut plus de 3700 décès de peste. Cette fois, mieux inspirées que dans les années précédentes, les autorités de Tiflis, dans la crainte de l'encombrement, permettent aux

(1) District élevé qui borne à l'est le Somkhéti et qui est traversé par les routes d'Akhaltsik et de Kars.

(2) Dans le Kakhétie, à 150 kilomètres à l'est de Tiflis et à 762 mètres d'altitude.

(3) A 461 mètres d'altitude.

(4) Dans le Kakhétie, à 111 kilomètres à l'est de Tiflis.

habitants de sortir de la ville et de s'établir aux environs. Au commencement des froids, l'épidémie diminua; cependant, en octobre, elle continuait encore ses ravages dans la partie élevée de Cortalina et dans l'Imérétie. En octobre, on autorise la population à rentrer dans la ville, à condition que cette rentrée soit faite sous la surveillance du comité de santé qui devra aussi veiller à la désinfection des maisons. La quarantaine, pour les personnes venant de localités où la peste avait cessé depuis six semaines, fut fixée à vingt-quatre heures. Pour les provenances des localités où la peste n'avait cessé que depuis trois semaines, la quarantaine fut fixée à trois jours. On mit en usage la désinfection, la ventilation, la destruction par le feu des hardes et même des maisons infectées; on interdit les rassemblements dans les églises et même sur les places publiques. Dans les marchés, on n'acceptait la monnaie de cuivre qu'après l'avoir fait passer par le vinaigre. Quant aux localités où la peste persistait, on leur interdit toute communication avec l'extérieur, si ce n'est pour l'arrivée des aliments. Du 28 octobre au 12 novembre, il y eut encore à Tiflis 42 décès de peste et un nombre considérable de malades.

Le 28 octobre 1811, le conseil de santé de Tiflis propose d'établir le marché hors de la ville. On y plaça des barrières afin de séparer entièrement les habitants de la ville de ceux des localités voisines. Une grande difficulté se présente cette année au sujet de la rentrée en ville des habitants qui avaient émigré. Les trois quarantaines établies hors de la ville ne peuvent désinfecter chaque jour que les effets de 85 personnes et il y en a 10,000. On décide alors de ne retenir à la quarantaine que les personnes qui ont eu la peste ou ont été en contact avec les pestiférés. Le 15 novembre, la peste s'étant montrée dans deux villages voisins de Kodi, on interrompt immédiatement toute communication avec ces localités. Malgré toutes ces mesures, la peste existait toujours à Tiflis le 28 novembre. Le 3 décembre, elle disparaît enfin, ou du moins elle suspend ses ravages. . Les églises qui n'ont pas servi de magasin d'effets sont ouvertes; mais on en défend l'entrée aux individus vêtus de peaux. Les effets sont soumis aux fumigations et ensuite aérés pendant huit jours dans des églises affectées à cette destination. Les soies de Schamaki ne sont pas désinfectées parce que ce district a été indemne de peste dans les deux dernières années; pour le même motif, les balles de coton venant de Perse et d'Érivan ne sont pas ouvertes; mais les voyageurs et les conducteurs des caravanes sont soumis sans distinction aux quarantaines. Quant aux provenances de la frontière turque, et entre autres celles de Kars et d'Akaltsik, elles subissent une observation de trois jours, puis la fumigation et la ventilation.

Le 30 mars 1812, des symptômes de peste existaient encore à Mozdok et à Kizliar. A cette date, le même mal se montrait de l'autre côté et à l'ouest du Caucase, sur la frontière turque. Le 5 avril 1812, il n'y avait plus de peste dans toute la Géorgie; le gouverneur de cette pro-

vince écrivait à Saint-Pétersbourg qu'on devait la cessation du fléau à l'application des fumigations guy-
toniennes. Mais bientôt, et comme pour donner un
démenti à cette assertion, la maladie fait une nouvelle
irruption. Elle n'avait pas après tout aussi complètement disparu qu'on le pensait; au mois de mai, elle se
montra près de Tiflis, dans un hôpital militaire, où il
y eut 79 cas dont 36 douteux. Tous ces malades furent
mis en quarantaine. Le 2 juin, on ne comptait que
30 décès. Cette maladie, ajoute une dépêche de l'é-
poque, se montre quelquefois à Tiflis et dans d'autres
villes pour disparaître ensuite subitement. Quelques
personnes prétendaient dans ce temps que cette dernière peste venait de l'Imérétie, assertion qui ne fut pas
démontrée. Le fait positif est que le mal n'avait jamais
disparu du pays malgré toutes les mesures restrictives
et hygiéniques. Les germes en étaient contenus, disait-
on, dans les effets pestiférés, cachés et non désinfectés.
Le 7 août, à Tiflis, dans une rue étroite, une maison est
d'abord atteinte, puis les maisons voisines; on attribue
cette éclosion à des effets suspects, et on ordonne de les
brûler. Dans l'Imérétie, la peste a tout à fait cessé.

Le 29 octobre 1812, on apprend en Géorgie que la
peste a paru à Théodosie en Crimée et à Odessa sur la
mer Noire, ainsi que dans le Daghestan et autour de
Vladè-Cafcaz et dans les pays habités par les montagnards. On insiste alors de nouveau sur la nécessité de
nouvelles mesures restrictives pour empêcher la maladie de pénétrer en Géorgie. On assure que dans la Ka-

barda et dans le pays des Nogaïs la peste existe probablement toujours. On multiplie encore une fois les quarantaines et les cordons pour empêcher les communications de ces pays soit avec la Géorgie, soit avec les autres provinces. Malgré cela la peste reparaît avec intensité à Georgievsk, vers la mi-octobre. A la fin de novembre, l'épidémie se montre à Mozdok et à Tchernoiarsky.

Le commencement de l'année 1813 est calme; mais, dès la fin de septembre, la peste prend de l'intensité à Tiflis. Comment expliquer cette nouvelle recrudescence? On se rejette sur l'insuffisance du personnel de la police ordinaire, on veut créer une police spéciale pour la peste. On a découvert beaucoup d'effets suspects cachés; on fait transporter tous les malades hors de la ville. A Gori et à Annanour, quoique la peste existe encore, elle est rare et sans intensité. Du Daghestan, la peste a gagné Bakou et Kourak (1). Dans cette dernière localité, il y a eu 49 décès sur le régiment de Sébastopol. Le 10 novembre, la maladie avait cessé; on continuait les mesures restrictives.

Le 24 janvier 1814, le médecin envoyé au Daghestan écrit que la peste a tout à fait cessé à Bakou dont les habitants ont appliqué eux-mêmes avec intelligence les mesures voulues. A Kouba (2), la maladie n'a pas paru;

______

(1) Sur la rivière de ce nom, qui vient du versant est du Caucase et se jette, comme la Samour, située à quelques lieues au sud d'elle, dans la Caspienne au sud de Derbent.

(2) A 90 kilomètres sud-sud-est de Derbent.

mais à Kourak et à Derbent, où elle s'est montrée, elle a tout à fait cessé. Le 26 octobre, il y a eu plusieurs cas suspects dans la garnison d'Annanour; on les a attribués à des tapis de laine dérobés par les Cosaques à des voyageurs géorgiens.

Le 1er janvier 1815, la peste n'existait plus dans les villages de Pambak, de Gumri, de Karaclisse. Elle se montre avec peu d'intensité dans deux villages du district de Signak, à Vakiri et à Anaka; elle apparaît quelquefois sur la population civile, à Derbent. Là, dans le régiment de Kherson, il était mort en un mois un officier et cent trente-neuf soldats; mais, depuis le 5 janvier, il n'y avait plus de cas nouveaux. Sur la route militaire de Géorgie, la peste avait aussi tout à fait cessé, si ce n'est au petit village de Tchartali. Dans les premiers mois de 1815, on constate quelques cas de peste dans les villages de Variani et Krimonicazi; dans la dernière localité, deux familles seulement furent attaquées de la maladie pour avoir ouvert un puits où se trouvaient cachés des effets pestiférés. Dans le village d'Erevli, la peste fut apportée par une femme ossète. Les villages de Zerti et de Kerbali furent atteints sans cause connue. La maladie a cessé dans le village de Nichbiei; mais elle existe dans d'autres localités, telles que : Saciréti, Dohessi, Quagréli, Moukrani, Moutchadi et Djouari (1).

Le 5 juin, un Cosaque, qui avait déterré les effets d'un pestiféré, est mort de la peste.

(1) La plupart de ces petites localités sont situées aux environs de Signak.

Le 25 octobre, un Cosaque est mort de cette maladie dans un fort situé près du pays des Abases ; cinq autres personnes étaient atteintes. Le 10 novembre, il y avait eu huit décès dans cette localité. Le 19 novembre, la peste prenait chaque jour de l'extension à Georgievsk. On est obligé enfin de reconnaître, et une dépêche officielle en fait foi, que la cause réelle de la diffusion de cette maladie n'est pas connue.

En mars 1816, la peste était intense à Stavropol et elle avait paru au village de Nicolaievsk sur les Cosaques Alexandrovsky.

En 1817, le pays des Abases est de nouveau attaqué par le fléau.

En 1818, un document officiel constate qu'il n'y a pas d'exemple de l'existence de la peste sur les bords de la mer Caspienne, en dehors de l'épidémie de 1813, qui vint du Nord, c'est-à-dire du Daghestan, à Bakou et à Derbent. D'autres dépêches de la même année proposent d'établir de nouvelles quarantaines afin de garantir la Russie de la peste « qui vient toujours, dit-on, du côté de la Turquie et de la Mecque ». « Quant à la Perse, dit la dépêche n° 261, il n'y a rien à craindre de ce côté, parce que ce pays est exempt de peste. » — D'après le même document, la peste se montre avec intensité à Mozdok en 1816, et en 1818 elle existait encore sur la frontière de la milice du Don ; on prescrivait aussi de surveiller les mouvements des tribus et des Kalmouks, afin d'empêcher la diffusion de la maladie à Astrakan et à Tsaritsine.

Le 6 mai 1819, on déclare que, depuis deux ans, la peste ne se montre plus dans les pays appartenant à la Russie, mais que la rive turque du Kouban est encore suspecte (1).

Malgré les mesures hygiéniques et restrictives les plus diverses et les plus sévères, la peste dura donc, presque sans interruption, pendant près de dix-huit années dans les provinces du Caucase. On l'observa d'abord dans la capitale et presque au centre du pays, puis elle s'étendit dans toutes les directions. Sa propagation la plus excentrique, la plus rapide, la plus persistante, fut vers le nord, où il y eut un commencement d'envahissement du centre de la Russie en 1806, 1807, 1808, et une menace continuelle d'invasion qui résista, de 1804 à 1818, à tous les moyens mis en usage : cordons sanitaires sur la frontière du Caucase, quarantaines multipliées sur les différentes routes conduisant en Russie, surtout sur celle de Tiflis à Vladè-Cafcaz, isolement des malades et des populations suspectes, aération, désinfection, en un mot tous les moyens dont la science disposait à cette époque. Si ces mesures furent inefficaces, si elles causèrent de grandes dépenses, si à plusieurs reprises elles furent cause du soulèvement des populations, celles-ci cependant s'y soumirent en général, même les montagnards à demi indépendants, dans la

(1) Le docteur Archangelsky vient de publier, dans le journal russe de *Médecine légale et d'hygiène publique,* une intéressante chronologie de la peste, où il dit qu'en 1819 la peste était encore dans le nord du Caucase.

crainte d'un fléau plus redoutable encore. Les mesures sanitaires sont souvent comme les remèdes que nous prescrivons aux malades; quand elles ne réussissent point toujours, elles apportent du moins toujours avec elles l'espoir d'une guérison ou d'une amélioration. Sous ce rapport leur utilité est incontestable, je pense; mais l'historien philosophe, qui prendra connaissance des faits que je viens de relater, devra se demander si cette longue endémo-épidémie de peste du Caucase a été influencée dans ses allures par tous les moyens sanitaires ci-dessus énumérés, si la maladie abandonnée à elle-même aurait fait plus de ravages, si elle se serait étendue plus au loin, si elle se serait terminée plus tard.

CHAPITRE II

HISTOIRE DE LA PESTE AU CAUCASE

DE 1828 A 1831

Les années de 1818 à 1828 forment pour la Transcaucasie une de ces périodes d'immunité plus ou moins longues, plus ou moins prononcées qu'on rencontre si souvent dans les annales de la peste. En effet, de 1817 à 1827 inclusivement, il n'est plus fait mention de peste en Géorgie, ni dans aucune partie de la Transcaucasie. La maladie n'avait pas cependant complètement disparu de la Turquie d'Asie, mais elle ne s'y manifestait que par des explosions isolées. C'est ainsi qu'en 1824, d'après Lachèze, la peste existait dans les montagnes qui séparent Trébizonde d'Erzeroum, et, d'après Mignan, à Érivan, en 1825. En 1827, la peste sévissait entre Constantinople et Trébizonde ; elle existait aussi à Erzeroum. Cette année, il y eut la famine en Arménie et dans les pays voisins : aussi la peste s'y montra nettement à la fin de l'automne et en mai 1828 ; elle continuait encore ses ravages dans quelques points du pachalik d'Erzeroum. C'était une époque de guerre entre la Russie et la Turquie. Alors, comme en 1855 et en 1877, l'armée russe, partie de la Géorgie, s'avança vers l'ouest et s'empara de Kars, d'Ardahan et d'Erzeroum. Il n'est pas étonnant qu'en 1828 elle ait rapporté la peste de ces localités. On sait, d'après Fontan (1), que les troupes turques venues d'Erzeroum au commencement de 1828 avaient apporté à Kars les germes de la peste qui s'était développée rapitement dans l'armée. Les troupes russes, après la prise de cette ville, ne purent se préserver de la contagion, et en vingt jours il y eut parmi elles cinq cent vingt cas de peste. « La peste, dit Paskévitch dans une dépêche, a paru sur nos troupes trois jours après la prise de Kars, et cela nous a obligés de suspendre les opérations de guerre. » Dans les premiers jours la peste se montra dans tout le camp russe ; mais bientôt elle ne fit plus de progrès, on put isoler les malades et le fléau épargna le reste de l'armée active ; cela eut lieu en mai et en juin. Sur la population et la garnison de Kars, la peste dura jusqu'en novembre ; elle atteignit son acmé en août, où il y eut chaque jour 80 décès. Il y eut en tout, dans cette ville, 2,600 décès et 46 guérisons seulement. Sur la garnison russe, il y eut 146 cas en trois mois ; la moitié guérit.

C'est de mai à septembre 1828 qu'eurent lieu les opérations de Paskévitch contre Kars et Bayazid. Le capitaine Mignan, qui traversa le Caucase cette année,

____

(1) *La Russie dans l'Asie Mineure.* Paris, 1840.

fut arrêté en entrant en Russie à la quarantaine d'Éka-
térinograd, sur le Térek, à cause de la peste qui régnait
dans la Transcaucasie. Le même voyageur dit qu'en
1838 la peste régnait dans presque tous les villages du
Caucase. Tels sont les faits que j'ai cités dans mon mé-
moire sur l'*Histoire de la peste au Caucase, en Arménie
et en Anatolie*. Je suis à même aujourd'hui d'ajouter
de nouveaux détails et de préciser les faits à l'aide des
données contenues dans les documents officiels publiés
par M. Bergé, le savant archéologue du Caucase (1). Au
lieu des assertions générales et toujours un peu vagues
d'un historien tel que Fontan ou d'un voyageur tel
que Mignan, je vais donner maintenant des faits
précis sur cette extension de la peste de la Turquie en
Géorgie.

C'est à Gori, dans le district de Kartuel, sur la rive
gauche de la Koura, à mi-route environ de la frontière
turque et Tiflis, que la maladie se montra d'abord sur
les grenadiers de Kherson, revenus d'Ardahan, et dans
la population civile. Il est établi aussi que la peste fut
transportée par les troupes dans trois villages du district
de Gori (2). Dans une de ces localités, la peste s'était
montrée dans la maison d'un grand personnage du pays
et avait attaqué sa famille même. Peu de temps après
ces faits, un médecin militaire, venu du théâtre de la

(1) T. VII des *Acti archéographitskié Cafcasa*, récemment publié à
Tiflis.

(2) Ces villages sont situés sur la rive gauche du Kour, entre Gori et
Souram ; le plus élevé est celui de Bréty, à 21 kilomètres au nord-est de
Gori.

guerre, mourut de la peste à la fin d'octobre, à l'hôpital militaire de Tiflis, le lendemain de son arrivée.
Aussitôt on met l'hôpital en quarantaine, et on isole
toutes les personnes qui ont été en communication avec
le malade. Pendant quatorze jours, on séquestra ainsi
quatre-vingt et un individus ; on désinfecta l'hôpital et
on l'assainit. La peste ne parut ni à l'hopital ni en ville.
Les mesures restrictives furent maintenues à Tiflis pendant quarante jours.

Comme l'expérience des temps antérieurs avait démontré que la peste venait en Russie des pachaliks
voisins de la Transcaucasie, on établit de nouvelles quarantaines sur la frontière et on conserva celles qui
avaient été en activité pendant la guerre. Il y eut ainsi
la quarantaine de Gumri (Alexandropol), celle de Tsalk (1),
celle de Guerguéri (2). Après la prise d'Akhaltsik, les
communications de cette ville avec la Géorgie eurent
lieu par la vallée de Bordjam (3), en passant par la quarantaine de Souram (4). Indépendamment de ces mesures, on appliqua la désinfection, on établit avec les quarantaines des cordons sanitaires sur toutes les routes qui
partent de Gori, et surtout sur celle qui mène à Tiflis.

(1) Tsalk ou Tsalka, ou Tsal, sur la rive droite du Mullet, sur la
grande route d'Akhaltsik à Tiflis, à 30 kilomètres de la frontière, à
733 mètres d'altitude.

(2) Petite ville à l'est d'Alexandropol, à 61 kilomètres.

(3) Arrondissement de Gori, à 930 mètres d'altitude. Akhaltsik,
aujourd'hui chef-lieu d'arrondissement du gouvernement de Tiflis, à
1,035 mètres d'altitude.

(4) Souram, col où passe aujourd'hui le chemin de fer de Tiflis à
Poti ; il a 922 mètres d'altitude.

Les blés nécessaires à la consommation de cette capitale
venaient en grande partie de l'arrondissement de Gori ;
on établit, pour ce motif, hors de la ville, des marchés
particuliers pour les céréales, on suspendit immédiatement la marche des troupes ; on fit rétrograder à Gori
et on isola dans la quarantaine les malades et les personnes suspectes. Les trois villages infectés furent isolés, les
maisons attaquées furent brûlées avec tout ce qu'elles
contenaient, et leurs habitants furent mis en quarantaine. On établit des quarantaines le long de la grande
Liakhva pour protéger le pays à l'est de cet affluent de
la rive gauche du Kour. Grâce à ces mesures, écrivait-
on, en décembre 1828, la peste ne s'est pas étendue
ailleurs, On prescrivit sévèrement la désinfection des
effets au retour des troupes de la Turquie, en les sou-
mettant à vingt-quatre heures de lavage dans de l'eau cou-
rante. On institua une quarantaine de quatorze jours
pour les personnes, soit dans le Caucase, soit du côté de
la Russie, à Ekaterinodor et à Kizliar. Les voyageurs qui
du Caucase allaient à Tcherkask (1) firent leur quarantaine
à Jégorlik (2), les voyageurs pour Astrakan s'arrêtèrent
à Tinak. La quarantaine d'Annanour fonctionna aussi
pour protéger Tiflis de la peste qui pourrait exister dans
les montagnes du Caucase.

Tels furent les moyens pris à l'époque par le prince
Paskévitch pour arrêter la peste. Sous le gouvernement

(1) Sur le Don, au-dessus de Rostow.
(2) Sur la frontière septentrionale du Caucase, sur la route de Stavropol en Russie, à 78 mètres d'altitude.

militaire de ce général célèbre, elles ne manquèrent pas sans doute d'être appliquées avec toute la rigueur voulue en pareil cas. Le personnel médical et administratif ne faisait pas défaut à cette époque, comme au commencement du siècle ; la peste n'avait pas une marche envahissante bien rapide, l'armée russe était partout et constamment victorieuse, rien ne vint donc gêner l'application des moyens restrictifs bien conçus et strictement appliqués. Nous allons voir que, malgré toutes ces conditions favorables, la diffusion de la peste n'en continua pas moins son cours presque fatal.

Dans cette même année 1828, des prisonniers turcs apportèrent la peste dans la quarantaine de Gumri (Alexandropol) à 1547 mètres d'altitude, sur l'Arpa-Chaï, à 65 kilomètres au nord-ouest d'Érivan. Le 25 novembre, dans le district de Chouraguel, près de Karaclissa petit, à une heure de Gumri, la peste se montra sur un Cosaque du Don. En Arménie, la peste parut plusieurs fois dans les villages situés près de la frontière, mais elle disparut complètement chaque fois par suite des mesures prises par les autorités ou par les habitants eux-mêmes. Dans le pachalick de Baïazid (1), la peste existait avant l'arrivée des troupes russes. A la fin de novembre et au commencement de décembre, elle était en décroissance ; à Ardahan (2), où la peste avait été importée, elle diminuait aussi et dans aucun autre point du pachalick d'Akhaltsik on ne rencontrait la peste.

(1) A 20 kilomètres au sud-ouest de l'Ararat.
(2) A 50 kilomètres environ au nord de Kars.

Indépendamment de ces faits épidémiques, la peste s'é-
tendit à deux hameaux situés sur la petite rivière de
Kaminka ou Débet à l'est de la quarantaine de Guer-
guér. Dans l'un, les habitants s'enfuirent abandonnant
la famille attaquée et on mit un cordon sanitaire autour
de la maison. Dans l'autre, la maladie avait été, dit-on,
importée par des réfugiés arméniens qui avaient traversé la frontière. Le 13 décembre, la peste avait causé
déjà 20 décès à Koulpa (1), et il y avait 14 malades. Le
19 décembre, il y avait encore 10 malades à la quarantaine. Les sept jours suivants, il y eut encore 9 autres cas.
On établit un cordon sanitaire et une surveillance active.
Le 28 décembre, dans le village d'Achtarak (2), la peste
avait atteint 13 personnes et causé 6 décès.

A cette époque, à cause de la rigueur de l'hiver qui
empêchait les soldats de rester au bivouac, on fut
obligé de supprimer les cordons quarantenaires de
Tchal et de la Liatkhva. Comme du 1er au 31 décembre,
il n'y avait pas eu de décès de peste, ni sur la garnison,
ni sur la population civile de Baïazid, la quarantaine fut
supprimée autour de cette ville; pourtant la maladie
n'avait pas totalement disparu de ce district, où, du 15
au 29 décembre, il y eut 112 décès de peste dans un
hôpital militaire. Vers la même époque, dans le district
de Bortchal, au village de Kochakelissa, il y eut dans
une maison 4 décès de peste en 7 jours; on brûla la

(1) Village situé près de la frontière, à 68 kilomètres à l'ouest
d'Erivan.
(2) Petit village à deux heures d'Érivan.

maison et on mit en quarantaine les six habitants restants (1).

Telle fut l'épidémie de 1828, limitée entièrement à l'ouest de la Transcaucasie, au voisinage des pachaliks d'Akhaltsik, de Kars, de Baïazid; elle ne dépassa pas à l'est, d'une manière sensible, le 45° de longitude et au nord elle ne s'éleva que d'une petite fraction au-dessus du 42° de latitude. Le décès de peste survenu à l'hôpital militaire de Tiflis était resté isolé, et, du reste, dans ce cas, la maladie avait été contractée en Turquie. Il y avait donc tout lieu de supposer que la peste cesserait ainsi ses ravages; cette opinion dut s'affermir en 1829, année dans laquelle toutes les pièces officielles que j'ai fait consulter ne font aucune mention du fléau. Mais, vers le milieu de 1830, les choses changèrent entièrement d'aspect : en juillet, on écrit que, bien que la peste ait entièrement cessé dans toutes les villes et dans tous les villages du Caucase, elle sévit encore en Arménie. Dans le village d'Eïmalou (2), le 23 juin, il y avait eu 27 cas de peste. Ce début de l'épidémie de 1830, sur lequel nous n'avons malheureusement que ce renseignement, est bien extraordinaire. La marche du fléau et ses explosions successives, cette année, demeurent encore un mystère pour la science et furent, sans doute, une surprise pour l'administration sanitaire du Caucase qui se flattait quelques mois auparavant d'avoir déraciné le

---

(1) Bortchal, sur la rive droite de la Tabéda, au nord du lac de Gokcha.

(2) Il y a le district d'Eïramlou au sud-ouest de celui d'Érivan.

mal. La progression de la maladie dut être bien subite, puisque, après la dépêche ci-dessus citée du 24 juillet, où la maladie n'est signalée qu'à Eimalou, le 5 août, on annonce officiellement que, bien que la peste eût entièrement disparu en 1829 de tout le Caucase, elle s'y était de nouveau déclarée en 1830, et cette fois plus fortement qu'en 1828. L'assertion du capitaine Mignan, que je trouvai un peu hasardée en 1875, mais que j'ai cependant textuellement rapportée dans l'*Histoire de la peste au Caucase, en Arménie et en Anatolie* (1), trouve donc ici sa confirmation. Il est très probable qu'il existait déjà vers la fin de 1829 ou au moins au commencement de 1830 des cas de peste isolés dans beaucoup de localités de la Transcaucasie, maladie sporadique dont l'administration ne comprenait peut-être pas l'importance et dont elle ne voulait pas s'avouer à elle-même la portée, puisqu'il en résultait la condamnation complète du système restrictif et sanitaire dont elle avait fait usage à si grands frais.

On sait que le choléra faisait, dans l'été de 1830, des ravages à Bakou, à Kouba, à Chirwan et au Talysch. La peste dut cheminer bien rapidement cette année puisqu'elle se porta tout à coup de la frontière occidentale de la Transcaucasie au bord de la mer Caspienne. Les dépêches du 27 septembre annoncent qu'elle avait paru à Chirwan, à Chekké et près de Kizliar sur le Térek. Remarquons que nous touchons ici au début d'une

(1) Mignan dit qu'au commencement de 1830 la peste existait dans presque tous les villages du Caucase.

grande irruption de peste, qui, partie de l'Arménie turque, s'étendit à toute la Perse et jusqu'à Bagdad avec une incroyable rapidité; ce qui donne l'idée d'une série d'explosions presque simultanées depuis le rivage occidental de la Caspienne jusqu'aux plaines de la Mésopotamie, à la fin de cette année 1830 (1). Quand il s'agit de ces grands phénomènes qu'on appelle des pandémies, il y a toujours des transmissions ou des réflexions et des rejaillissements à grande distance qu'on n'observe pas en temps ordinaire. Les années 1827 et 1828 préparent la semence ou le terrain, l'année 1829 voit des éclosions dans le nord de la Perse, en 1830 le mal devient migrateur à grandes distances.

Faut-il ajouter maintenant une confiance absolue aux assertions du gouverneur militaire de Tiflis qui écrivait, le 4 octobre 1840, qu'il n'y avait plus, dans la Transcaucasie, ni peste ni choléra? Je suppose que la maladie diminua aussi rapidement qu'elle s'était déclarée, mais je crois difficilement qu'elle ne laissa pas quelques restes; ce qui peut être vrai quelquefois pour un fait épidémique isolé, l'est beaucoup plus rarement quand le fléau se montre dans un grand nombre de localités à la fois. Pourtant le 25 décembre on écrivait encore, comme trois mois avant, que tout le Caucase était affranchi. L'histoire administrative des années

---

(1) Je fais allusion ici à un fait que j'ai noté dans l'*Histoire de .a peste en Mésopotamie* à savoir, que, dès le mois de novembre, 1830 des cas de peste isolés avaient eu lieu à Bagdad, d'après le témoignage de Fraser.

1831, 32, 33 nous montrera plus tard si véritablement la peste et le choléra avaient tout à fait disparu de ces régions; pour le moment, il faut s'arrêter, avec la publication des *Actes archéographiques du Caucase,* à la fin de l'année 1830 (1), mais non sans faire remarquer que la disparition de la maladie, à la fin de septembre, fut un phénomène tout à fait spontané; car il n'est question cette fois ni de cordons sanitaires, ni de quarantaines, ni même de désinfection.

(1) Le docteur Archangelsky, dans sa chronologie de la peste que j'ai déjà citée, mentionne la peste au nord du Caucase en 1836.

CHAPITRE III

PETITE ÉPIDÉMIE DE PESTE DU CAUCASE

EN 1840, 41, 42, 43

Comme on vient de le voir, il n'y a pas jusqu'ici de
données tout à fait certaines sur la fin de l'épidémie de
1828 au Caucase; après s'être rallumée et avoir pris tout
à coup une grande diffusion, elle se termina brusque-
ment. Il est possible que, dans les années 1831, 32, 33,
il y ait eu quelques renouvellements de peste; les recherches et les publications de M. Bergé nous mettront
probablement dans quelques années au courant de cette
question; pour le moment, il nous faut arriver à 1840
pour entendre parler d'épidémie de peste dans ce pays.
Cette petite irruption concorde avec l'épidémie d'Erzeroum, elle en est contemporaine. Pour avoir une idée
juste de la filiation et de l'origine de ce fléau, il faut
savoir que, de 1831 à 1839, il n'y eut pas cessation
complète de la peste en Anatolie ni en Arménie, comme
l'indique la chronologie suivante : en 1833, peste à
Samsoun, à Trébizonde, à Brousse; en 1834, peste à

Pergame, à Smyrne, à Trébizonde, au Lazistan ; en 1835,
peste intense à Trébizonde ; en 1836, Lazistan, Trébizonde, Constantinople, Magnésie ; en 1837, Trébizonde
et toute la côte entre Sinope et Batoum, Adana, Tar-
sous, Smyrne ; en 1838, Trébizonde, Akhiska, Baïbourt ;
en 1839, la peste est près de Kars et à Erzeroum (1).
Les *germes* de la peste, ou, pour parler le langage du
xviie siècle, la *contagion,* existaient donc au voisinage
immédiat de la Transcaucasie, quand, en 1840, 41, il y
eut, comme en 1827, une famine des plus graves dans
la province d'Erzeroum. Telles sont les circonstances
qui précédèrent les faits épidémiques que nous avons à
relater ici (2).

Le 4 septembre 1840, il y avait eu, dans la garnison de Gumri, 6 décès de peste dans le bataillon de
Géorgiens ; le médecin militaire Papélow avait diag-
nostiqué la peste dès le 28 août, et, le 2 septembre,
l'existence de la maladie fut officiellement reconnue. Un
infirmier de l'hôpital militaire présenta les symptômes
suivants : céphalalgie, vertiges, délire, insomnie, pe-
santeur épigastrique, prostration des forces, démarche
chancelante, langue rouge et sèche, charbon à la tempe
droite, bubon derrière l'oreille du même côté, autre

(1) Dans mon *Histoire de la peste au Caucase, en Arménie, en Anatolie*, j'ai dit (p. 38) qu'en 1839 la peste fut dans le pachalik de Kars, à
Gumri et à Erzeroum ; il paraît, d'après les documents officiels actuels,
que ce n'est qu'en 1840 que le fléau atteignit *Gumri*, en avril ou en mai.

(2) Tous les documents suivants sont extraits d'une communication
qu'a bien voulu me faire mon ami le docteur Joannissiany, de Tiflis,
qui a été témoin de cette épidémie de peste dans le gouvernement
d'Érivan.

bubon très dur et douloureux à l'aine gauche. Un autre malade avait la céphalgie, les vertiges, les vomisse-ments, la soif, la sécheresse de la langue, des pétéchies au cou, un bubon à l'aine droite. Dans un troisième cas moins concluant, il y eut la prostration excessive, la fièvre, l'impossibilité de parler, des tremblements dans tout le corps. Du début de la maladie jusqu'au 12 octobre, on compta dans le bataillon de Géorgiens 186 cas et 129 décès. De cette époque au 1er novembre, il y eut 14 nouveaux cas et 12 décès. Vers le 15 novembre, la peste diminua beaucoup dans la garnison, et, à partir du 10 décembre, il n'y eut plus de nouveaux cas. Le 1er janvier 1841, tous les malades restants étaient gué-ris, et en somme il y avait eu à Gumri (Alexandropol) 230 cas, 176 décès, 54 guérisons.

La filiation de cette épidémie avec celle qui régnait l'année précédente à Kars (1) n'est pas établie sur des faits positifs; mais, comme elle était très probable, on proposa d'interrompre complètement les communica-tions avec la Turquie. Cette mesure rigoureuse ne fut pas adoptée. On établit un cordon autour d'Alexandropol et une quarantaine de vingt-huit jours, à Gueslaugh, sur la route qui, de la frontière turque, conduit à l'est dans la Transcaucasie. Le 19 février 1841, on abolit ces me-sures restrictives; mais, à cause d'une maladie suspecte qui avait paru dans le district d'Érivan (2), on établit

(1) Située à l'ouest, à 60 kilomètres de distance environ.

(2) A 993 mètres d'altitude; ce district fut enlevé à la Perse par la Russie en 1827, le 13 octobre.

une quarantaine sévère sur la route qui mène à Tiflis par la vallée escarpée de l'Akstafa, au nord du lac de Goukcha, à Déligen. Cette maladie des environs d'Érivan était bien la peste, elle fut observée avec soin par le docteur Joannissiany qui était alors médecin du district.

Il est à noter que cette année 1841, qui fut témoin de la grande explosion d'Erzeroum, fut aussi l'époque de la plus grande extension de la maladie et de la plus grande force à l'ouest de la Transcaucasie, dans les arrondissements d'Érivan et d'Alexandropol. On ne sait pas au juste l'époque du début de cette affection dans le district d'Érivan ; mais déjà, le 19 février 1841, elle était signalée, et cela permet de supposer que son origine remonte à la fin de 1840, ou tout à fait au commencement de 1841. Il en fut probablement de même dans les villages situés autour d'Alexandropol, où l'on dit que la maladie se déclara presque soudainement dans tous à la fois. On se demanda à quoi tenait cette reprise de la maladie, et, sans réflechir que ces répétitions ou ces recrudescences des épidémies, comme leurs rémissions ou leurs cessations temporaires, tiennent en grande partie aux causes cachées de ces fléaux, on voulut y voir l'effet d'une nouvelle introduction de la contagion de la Turquie, ou bien la mise en usage de quelques effets infectés par les pestiférés de 1840 et qui avaient été cachés pour les soustraire à la destruction ou à la désinfection.

Après les localités relevant d'Alexandropol vint le

tour des villages du district contigu de Pembak à Gou-
lakarak, premier village atteint dans cette circonscrip-
tion ; du 24 juin au 1er septembre 1841, sur 482 habitants, il y eut 94 cas et 14 décès seulement. — A Hamomli,
sur la grande route de Tiflis, sur 684 habitants, il y eut,
du 12 juillet au 16 octobre, 329 cas et 93 décès. — Gueslaugh, où la quarantaine avait été établie à la fin de
1840 et au commencement de 1841, était un village de
298 habitants sur lesquels il y eut, du 19 juillet au
19 novembre, 43 cas et 25 décès. A Karaklisse la grande,
située à 20 kilomètres à l'est du village précédent, la
maladie parut, suivant les uns, le 29 juin, et, suivant
d'autres rapports, du 22 juillet au 10 novembre ; sur
1,184 habitants, il y eut 31 cas et 12 décès. — Akarak (1),
sur 114 habitants, donna, du 13 juillet au 27 août, 5 cas
et 1 décès. — Vertanli, sur 142 habitants, eut 2 cas de
peste et 1 décès, du 22 juin au 13 juillet. — Sagoubli,
170 habitants, eut, du 4 juillet au 12 août, 10 cas et
6 décès. — Gogoral, 173 habitants, eut, du 22 juillet
au 1er octobre, 59 cas et 23 décès. Akboulak, du 4 juillet au 9 août, eut 16 cas dont 11 décès. — Tourmakatou,
171 habitants, eut, du 13 juillet au 12 septembre, 10 cas
et 5 décès. — Vartanlour, 315 habitants, du 25 juillet au
4 octobre, eut 29 cas et 16 décès. Enfin, à Kussoumali,
du 6 septembre au 10 octobre, il y eut 6 cas et 2 décès.

Le district de Pembak, dont il vient d'être question,

(1) Petit village à 24 kilomètres à l'est d'Érivan entre cette ville et le
lac de Gokcha... La peste, comme on le verra ci-après, s'y reproduisit
en 1843.

est, on se le rappelle, une contrée montagneuse très élevée, située à l'est-nord-est de Gumri, et dont les eaux se versent dans le Tabéda. Immédiatement au sud de Gumri et dans des vallées dont les eaux coulent vers l'Arpa-Chaï, se trouve le district de Chouragaï. Là, dans le village de Koutly-Gueslag, du 12 septembre au 19 novembre, il y eut 42 cas de peste et 18 décès. — Dans le village de Dervâzè il n'y eut qu'un cas et un décès. — Dans la quarantaine de la frontière d'Alexandropol, du 29 juillet au 1er janvier 1842, il y eut 28 cas et 7 décès.

L'arrondissement d'Érivan était attaqué, comme nous l'avons vu, dès le commencement de l'année. C'est dans sa partie occidentale près de la frontière turque, à Karakouvak, dans le district de Serderabad, que la maladie se montra, et aussi à l'est d'Érivan, sur le bord ouest du lac de Gokcha, à Cavar, Kounati, Kiasamamat, Aktibala (1). A partir du milieu de novembre, dans cet arrondissement comme dans les précédents, la peste disparut presque complètement.

Le réveil de la peste, en 1841, dans la Transcaucasie, attira fortement l'attention de l'administration. Le comité médical de Tiflis, dès le mois de juillet, n'émit aucun doute sur la nature de la maladie : au début, il y avait de la céphalalgie, une forte chaleur, des tremblements dans les membres ; la démarche était chancelante, les yeux obscurcis. Il y avait soif, langue sèche et jau-

____

(1) Au nord-est d'Érivan, sur la route qui longe l'extrémité nord du lac de Gokcha.

nâtre, douleurs lombaires; quelquefois vomissements
ou diarrhée; il y avait des bubons aux aines, aux ais-
selles, au cou, derrière les oreilles ; souvent on observa
les charbons et les pétéchies. Les cadavres, qui offraient
à peine de la rigidité musculaire, entraient prompte-
ment en putréfaction.

Dans la plupart des localités atteintes, on plaça des
quarantaines très sévères. Pour préserver Tiflis en
communication fréquente avec les districts infectés, on
plaça à Déligen, situé à la fin du premier tiers de la
route d'Érivan, une quarantaine de vingt-huit jours,
et en outre, près des murs de cette capitale, dans le
jardin d'Artachaï, il y eut une quarantaine d'observation de quatorze jours. Il est probable que la route de
Pembak à Tiflis par Gori fut aussi gardée avec soin.

L'épidémie dont nous parlons peut être considérée
comme totalement terminée dans l'arrondissement
d'Alexandropol à la fin de 1841. Il n'en fut pas de même
dans l'arrondissement d'Érivan, où l'on observa çà et là
la peste par cas isolés, jusqu'au milieu de 1843. Il y a
plus, quelques villages de ce pays eurent à subir une
véritable épidémie au printemps de 1843. La maladie se
déclara d'abord à Tchikdamlou ; le 8 avril, elle fut officiellement annoncée. Il y avait eu à cette époque, dans
trois maisons de ce petit village, dix cas d'une affection
rapidement mortelle, présentant des bubons et des charbons. On prétend qu'un contrebandier venu d'Erzeroum,
en évitant la quarantaine, y était mort de la peste.
D'autres affirmèrent que la peste se déclara quand les

habitants du village furent à Sourmali (1) pour enterrer un des leurs (2). Quoi qu'il en soit, la maladie se propagea bientôt à Akarak, à Damaguermaz et à Goktcha. Ces villages souffrirent beaucoup de la peste ; à Akarak, la moitié des habitants périt. L'isolement de ces localités par suite de leur position naturelle et par une quarantaine sévère fut, dit-on, le motif du peu de durée de la peste, du printemps au mois de juin. En tout cas, ce qui démontre bien la nature infectieuse du mal et sa gravité, c'est que, dans une maison de 27 habitants, il y eut 24 décès. Tous les malades furent soignés par une vieille femme qui ne contracta pas la peste. Le 22 avril, la contagion s'étendit au village voisin de Karakamzal, où sur 7 cas il y eut 5 décès.

J'ai tenu à reproduire ici, dans tous leurs détails, les renseignements que le docteur Joannissiany a eu la bonté de me fournir sur cette dernière épidémie de peste de la Transcaucasie. On a vu que la maladie, cette fois, n'a eu aucune tendance à se propager à l'est ni au nord. Elle est restée bornée aux environs d'Alexandropol et d'Érivan sans sortir jamais de ce cercle étroit malgré une durée de près de quatre années. On pourrait croire que les mesures restrictives jouèrent un grand rôle dans cette limitation du fléau à l'extrémité sudouest des possessions russes de l'Asie ; mais les mêmes moyens, plus multipliés et plus énergiques encore, ap-

---

(1) District à 55 kilomètres au sud-est d'Érivan.

(2) Tchikdamlou, près du Zengui, qui coule à Érivan, eut du 8 avril au 12 juillet 30 cas et 19 décès.

pliqués en 1828 et 1829, n'empêchèrent pas la maladie de s'étendre en 1830 jusqu'au voisinage de la mer Caspienne. De 1804 à 1818, ils ne réussirent pas une seule fois à prévenir l'irruption du fléau dans la Géorgie, sur les versants est et nord du Caucase, et jusqu'au centre de la Russie méridionale. La raison de ces apparentes anomalies dans les résultats de l'application des mesures prophylactiques est facile à trouver, quand on examine ces questions sans parti pris et d'un point de vue élevé. On voit d'abord que les mesures restrictives et hygiéniques sont bien rarement parfaites ; elles laissent presque toujours une porte d'entrée aux fléaux épidémiques quand ceux-ci sont doués d'un grand pouvoir d'extension. Elles réussissent à merveille quand ces maladies sont entrées dans leur période de déclin, comme cela est manifeste pour la peste de 1840-41.

En effet, cette épidémie, bien que très intense à Erzeroum, n'eut aucune poussée vers Trébizonde ni vers Constantinople ; elle s'éteignit presque sur place ; elle n'envahit pas l'Azerbaïdjan, province de la Perse septentrionale contiguë à la Transcaucasie, bien qu'on n'y eût institué aucune mesure restrictive digne de ce nom. Il est vrai que dès 1839 on avait appliqué en Turquie le système des quarantaines ; mais qui croira que ce sont ces mesures à peine établies, incomplètement appliquées, et surveillées à l'orientale, qui ont empêché ce fléau de se généraliser par toutes les routes partant d'Erzeroum et de Kars? Comment se fait-il d'ailleurs que la Perse, en communication constante avec l'Arménie turque par

la route d'Erzeroum à Tauris et toujours vierge de défenses sanitaires, ait été préservée bien mieux que la
Transcaucasie défendue par la police, la douane et la
quarantaine russe (1)? Il y a évidemment, dans l'extension des épidémies et dans leur propagation, une multitude de faits que nous ne pouvons expliquer par le
système de la contagion exclusive et immédiate. De
même, la non-extension de ces fléaux et leur limitation
souvent singulière s'explique d'une manière bien plus
rationnelle, dans les neuf dixièmes des cas, par le fait
de l'immunité de certaines localités que par les mesures
restrictives les meilleures. Je ne parle pas de celles qui
sont vaines, imaginaires et inutiles ; le simple bon sens
en fait facilement justice, et on sait qu'elles sont souvent édictées dans un but purement fiscal ou bien en vue
de certains intérêts politiques.

(1) L'Azerbaïdjan ne fut atteint que dans un petit village, celui de
Djarah, dans le district de Khosrova, au sud-est du lac d'Ourmiah.

CONCLUSION

Le lecteur, qui aura bien voulu me suivre dans cette longue énumération de faits épidémiques et de mesures sanitaires multipliées, quel enseignement tirera-t-il de ce minutieux exposé? Il nous semble qu'il ne sera démontré pour personne que les mesures prophylactiques, toutes bonnes qu'elles étaient, ont contribué à la disparition ou même à la diminution de la peste dans aucune circonstance. Il est possible que, dans des cas particuliers, il y ait eu une action manifeste; mais aucun de ces cas n'a pu être dégagé nettement par l'administration locale, qui avait tant de motifs cependant de les faire connaître à Saint-Pétersbourg si la démonstration en eût été concluante. A prendre les faits en général et tels qu'ils ressortent des documents rétrospectifs que le gouvernement du Caucase publie avec l'esprit le plus grand de libéralité, dans aucun cas il n'a pu être démontré que les mesures restrictives et hygiéniques adoptées ont influencé la marche des épidémies de peste dont nous avons tracé l'histoire.

Ceux qui admettent un tel effet seraient en contradiction avec ce que l'on connaît aujourd'hui, soit par l'étude des épidémies anciennes, soit par celle des faits modernes, de la marche et de la durée des épidémies de peste livrées à leur allure naturelle. Avant tout, il ne faut pas oublier, dans les recherches analogues à celles que nous venons de faire, que la peste, comme tous les fléaux épidémiques, a des temps marqués d'invasion et de développement, une croissance et une déclinaison spontanée, tantôt lente, tantôt rapide, des explosions isolées ou multiples, tantôt graves, tantôt légères. Nous ne connaissons que très peu de chose des conditions qui font varier son allure dans tous ces sens. Ce qui se dégage le mieux de l'ensemble des faits, c'est qu'à certaines époques et dans des cycles plus ou moins déterminés, il y a des éruptions générales ou des envahissements rapides, phénomènes dont les causes nous échappent et dont le mécanisme nous est inconnu ici, comme pour le choléra, la variole, la diphthérie.

On a vu dans ces derniers temps, de 1867 à 1879, une série d'épidémies de pestes localisées : les unes précédées par des signes prodromiques, par ce que le docteur Arkangelsky appelle *pestis ambulans*, comme cela a été constaté en Mésopotamie, en 1867, et à Astrakan, en 1877 et 1878 ; mais il y a des exceptions à ce fait, et la peste de Recht, en 1877, en est un exemple remarquable, ainsi que celle du Kurdistan, en 1871, et celle de la Mésopotamie, en 1874. En un mot, les épidémies de peste ne débutent pas toujours par des cas légers ; assez souvent les premiers cas sont les plus formidables. Les pestes modernes jusqu'ici n'ont présenté dans aucun cas le caractère pandémique. Elles se sont multipliées cependant peu à peu, et l'une de ces éruptions a atteint l'Europe, cette année, dans un point de la Russie méridionale. Elles pourront, selon nous, progresser encore et attaquer un de ces jours la Turquie ou de nouveau la Russie ou la Perse. Si ces évènements ont lieu, ainsi que je le crains, cela tiendra-t-il à la diffusion des germes hypothétiques de la Cyrénaïque, de la Mésopotamie, du Kurdistan ou du Guilan? Cette question me semble bien obscure encore, et, malgré tous les efforts que je fais pour la résoudre dans le sens contagioniste, ma conviction se refuse à admettre cette solution. Il y a, en effet, une multitude de détails qui ne concordent pas avec les doctrines exclusivement contagionistes. Je persiste à croire, comme je l'ai déjà annoncé, que les perturbations ou les variations météorologiques excessives ont une influence, pour le moins indirecte, sur la production de la peste. La peste de Recht a en effet coïncidé avec un hiver exceptionnellement doux; il en a été de même de la peste d'Astrakhan en 1879, et les trois éruptions de peste de 1874, en Mésopotamie, en Arabie, dans la Cyrénaïque, se sont montrées dans un hiver caractérisé par des phénomènes météorologiques exceptionnels aussi.

En terminant, je désire insister encore une fois sur un point capital : si l'on veut tirer des renseignements importants des épidémies de peste qui se montrent jusqu'ici isolément de nos jours, il faut les étudier au point de vue de leur histoire naturelle, et chercher toujours à mesurer les avantages des moyens employés contre elles, non à leur nombre et à la difficulté de leur application et à leur rigueur, mais à leurs effets réels et pratiques.

Paris. — Typ. Georges Chamerot, rue des Saints-Pères, 19. — 8478

321

9 782016 195581